QUELQUES CONSIDÉRATIONS

SUR

La Lithiase Rénale

PAR LE

Dr Aug. BOURSIER
Ancien Interne des hôpitaux de Paris
Médecin consultant aux Eaux de Contrexéville.

COMMUNICATION FAITE A LA SOCIÉTÉ BELGE D'UROLOGIE
DANS SA SÉANCE DU 25 AVRIL 1909

PARIS
IMPRIMERIE TYPOGRAPHIQUE, R. TANCRÈDE
15, rue de Verneuil, 15

1909

QUELQUES CONSIDÉRATIONS

SUR

La Lithiase Rénale

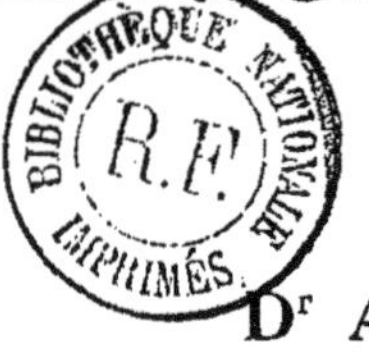

PAR LE

Dr Aug. BOURSIER

Ancien Interne des hôpitaux de Paris
Médecin consultant aux Eaux de Contrexéville.

COMMUNICATION FAITE A LA SOCIÉTÉ BELGE D'UROLOGIE
DANS SA SÉANCE DU 25 AVRIL 1909

PARIS
IMPRIMERIE TYPOGRAPHIQUE, R. TANCRÈDE
15, rue de Verneuil, 15

1909

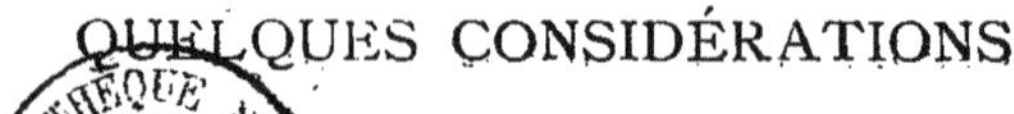

QUELQUES CONSIDÉRATIONS

SUR

LA LITHIASE RÉNALE

La lithiase rénale a été, dans les dernières années, bien étudiée, grâce aux nouvelles méthodes d'investigation (cathétérisme urétéral, examen séparé des urines des deux reins par le cathétérisme urétéral ou la division des urines dans la vessie (méthodes de Cathelin et Luys), examen des deux reins par les rayons Rœtgen X., épreuves du bleu de méthylène, etc.

Aussi les interventions chirurgicales sur les reins par la néphrotomie, la pyélotomie, l'urétérotomie sont-elles devenues de plus en plus fréquentes et ont-elles permis d'enlever des calculs qui déterminaient des douleurs plus ou moins continues ou des séries de crises néphrétiques très douloureuses, sans aucun résultat. Toutefois il y-a encore de nombreux exemples de malades, qui sont débarrassés de leurs calculs par le traitement médical, et en particulier par le traitement hydro-minéral.

Ayant eu la bonne fortune de réunir un certain nombre de calculs, expulsés naturellement à la suite du traitement hydro-minéral de Contrexéville, je me permets de vous présenter quelques échantillons de ma collection, qui vous donneront une idée du volume et de la forme susceptibles de passer par les voies urinaires, sans provoquer d'accidents. Toutefois l'intervention chirurgicale a ses indications bien nettes et je suis le premier à la conseiller, quand le traitement hydrominéral n'a donné aucun résultat ou est absolument contre-indiqué.

Quelles sont donc, d'une façon générale, les contre-indications de la cure hydro-minérale ?

Elles tiennent au volume du calcul, à sa forme, à l'intensité plus ou moins grande, plus ou moins continue des douleurs, à la fréquence, à l'acuité des crises néphrétiques, à l'état des reins, à la nature des urines.

Le volume du calcul, la forme peuvent être appréciés dans la plupart des cas par l'examen radiographique qui, dans ces dernières années, a été si perfectionné, grâce aux études de Schœnberg, Beclère, Arcelin, Rafin, etc..., et qui permet de connaître non-seulement la forme, mais la place exacte du calcul dans la région réno-urétérale et indiquera au chirurgien la méthode à employer pour l'enlever.

Le calcul est-il rameux, coraliforme, avec branches pénétrant dans les bassinets, l'intervention chirurgicale est seule conseillée. Il en sera de même dans les gros calculs arrondis, qui sont logés dans le bassinet et ne peuvent arriver à suivre le trajet de l'uretère, qui devrait être susceptible d'une dilatation exagérée et dangereuse. Chez ces malades, les coliques néphrétiques, les crises douloureuses n'ont pas le caractère de *douleurs expulsives* avec irradiation urétérale, que l'on constate chez les malades atteints de petits calculs pouvant passer naturellement. Ce sont des douleurs profondes, lancinantes, continues, siégeant plutôt dans la région lombo-abdominale, dans l'hypochondre principalement. Chez un de mes malades, qui était réfractaire à l'opération et que j'ai suivi pendant près de dix ans, avant de le décider à la néphrotomie, qu'il a fini par subir avec succès, la douleur siégeait dans la région de l'hypochondre gauche, juste au-dessous des dernières côtes, dans la partie moyenne. Cette douleur était continue, avec exacerbation le matin au lever ; pour la calmer, le malade faisait, avec les extrémités de l'index et du médius, une pression continue au point où elle se produisait et cette pression avait déterminé sur la peau un commencement de durillon.

Toutefois, le volume seul ne suffit pas ; comme vous pourrez le voir par les calculs que je vous présente, des calculs volumineux peuvent suivre les voies naturelles. Cela dépend de la forme des calculs, de leur surface plus ou moins régulière. Les calculs allongés en forme d'olive, de haricot, de rein de *nature urique* passent plus facilement, malgré leur volume, que les calculs irréguliers, bosselés, framboisés, mûriformes d'*oxalate de chaux*.

Il faut aussi tenir compte des autres symptômes provoqués par la présence des calculs.

Quand les douleurs sont continues, de tous les instants, avec exacerbation provoquée par le moindre mouvement, la marche et le siège de ces douleurs variera à l'infini, avec prédominance sur tel ou tel point spécial du trajet des voies urinaires, depuis le rein, jusqu'à l'extrémité du gland, avec plus ou moins de retentissement du côté de la vessie, quand les crises néphrétiques sont pour ainsi dire subintrantes, tous les traitements médicaux et la cure hydrominérale ayant été impuissants et, malgré le petit volume du calcul, il faut songer à une intervention.

Je dois toutefois signaler un fait assez curieux que j'ai eu l'occasion d'observer chez plusieurs de mes malades, chez lesquels l'examen radiographique avait fait diagnostiquer un calcul rénal. Ces malades, sous l'influence de la cure, voyaient leurs douleurs diminuer d'intensité, disparaître même et les crises néphrétiques ne pas se reproduire pendant leur cure, pour réapparaître peu de temps après avec la même violence, la même fréquence. Cette rémission est trompeuse.

Il semblerait que le traitement hydrominéral ait provoqué une sorte de dilatation des conduits urinaires ; les parois de ces conduits seraient séparés du calcul par une couche d'eau, ce qui empêcherait l'irritation de ces conduits et leur contraction, leur spasme, provoqués par le contact direct du calcul. D'ailleurs, j'explique de la même façon, ainsi que par des urines moins denses, moins riches en principes minéralisateurs, la diminution et même la disparition des douleurs matinales du réveil, après l'absorption de quelques verres d'eau, chez les malades uricémiques.

Il ne faut donc pas trop se hâter, par suite de la disparition des douleurs et des crises néphrétiques pendant la cure, de conclure à la non-existence d'un calcul. L'épreuve de la cure ne suffit pas pour établir un diagnostic.

La *date* de la première crise néphrétique est un élément qui a une grande importance sur la conduite à tenir. La crise remonte-t-elle à plusieurs années, sans avoir provoqué d'expulsion de calcul et malgré les divers traitements médicaux, il y a lieu de penser à l'intervention.

Cependant j'ai eu l'occasion de voir des malades qui n'ont rendu leur calcul que plusieurs années après la première crise. Un de ces cas est assez intéressant pour que je vous le cite brièvement ; le calcul n'a été expulsé que vingt ans après la première crise néphrétique.

Mlle G., 24 ans. Père goutteux. Mère morte de tuberculose pulmonaire.

Première crise néphrétique à 4 ans, les crises se sont répétées tous les ans plusieurs fois ; cure à Contrexéville en 1885 et 1886, sans aucun résultat.

On pense à la néphrotomie, qui était alors (*1887*) une intervention peu courante.

Sur mes conseils, l'état général étant satisfaisant, elle vient suivre une nouvelle cure. Les crises néphrétiques revenaient tous les deux mois, le rein n'était pas augmenté de volume, mais douloureux à la pression bimanuelle ; les urines étaient acides, purulentes, avec un dépôt constitué par des leucocytes en grande quantité, des cellules épithéliales, quelques cylindres épithéliaux, de rares hématies et quelques cristaux octaédriques d'oxalate de chaux.

Au quinzième jour de la cure, pendant laquelle la malade prenait dans sa journée jusqu'à trois litres d'eau du Pavillon, il y eut une crise néphrétique très intense, qui dura quarante-huit heures et à la suite de laquelle Mlle G... trouva le matin, dans son lit, un gros calcul, irrégulier, grisâtre, de la grosseur de l'extrémité du petit doigt, formé d'oxalate de chaux.

Ce calcul qui datait de l'enfance a été le seul : la ma-ade, qui est revenue il y a encore deux ans à Contrexéville, pour son jeune fils, atteint d'oxalurie, n'a plus souffert des reins.

Les résultats ne sont pas toujours aussi favorables et, à l'heure actuelle, quand un calcul que l'on sait exister dans un rein de par l'examen clinique, de par la radiographie, n'a pas été expulsé malgré un traitement approprié, il est plus prudent de ne pas insister, de ne pas attendre trop longtemps, pour ne pas s'exposer à voir apparaître des complications sérieuses pouvant compromettre la vie du malade.

Le calcul, par sa présence, peut provoquer une inflammation localisée ou généralisée du rein, une *néphrite épithéliale* : le rein devient gonflé, tuméfié, perceptible par la pression bimanuelle ; dans les urines on constate de l'albumine en plus ou moins grande quantité, avec des cylindres épithéliaux ; il y a de la polyurie, de la diminution du taux de l'urée dans l'urine du côté malade ; l'intervention chirurgicale est nécessaire : la cure hydrominérale aggraverait et compromettrait la situation du malade, en provoquant des accidents urémiques ou anuriques.

L'*hydronéphrose*, produite par le calcul bouchant l'uretère, présente les mêmes indications urgentes.

Les calculs *uriques* et *oxaliques* peuvent séjourner très longtemps dans le bassinet, sans provoquer d'inflammation de ce réservoir, la *pyélite* est toujours secondaire et survient le plus souvent à la suite d'une inflammation ascendante de la vessie ou plus rarement après une maladie générale infectieuse.

Cette *pyélite calculeuse*, quand elle n'est pas très accentuée, peut disparaître après la cure hydrominérale qui aura provoqué l'expulsion naturelle du calcul ; mais si le calcul est trop volumineux, elle ne sera que très peu améliorée par la cure et il faudra intervenir pour débarrasser le malade de la cause qui l'a produite.

L'*hématurie* est un des symptômes les plus fréquents de la lithiase rénale ; dans presque tous les cas, on la constate, ne serait-ce que par la présence de quelques rares hématies dans le dépôt urinaire. C'est un symptôme qui manque rarement et auquel j'attache une grande importance pour le diagnostic des calculs.

L'abondance des hématuries n'est nullement en rapport avec le volume des calculs et, le plus souvent, les gros calculs ne donnent que de petites hématuries microscopiques, à moins que ces calculs ne soient irréguliers et à aspérités. Ce sont les petits calculs et surtout les calculs d'oxalate de chaux qui donnent naissance à de grandes hématuries.

Parmi les calculs oxaliques, il faut signaler, comme provoquant les hématuries abondantes, ceux qui ressemblent à de petites lamelles de verres tranchantes et capables de déchirer le tissu rénal. D'ailleurs, les cas d'hématurie sans calcul sont loin d'être rares, je les ai observés chez des oxaluriques, quelquefois même ces hématuries ont été considérées à tort comme des *hématuries essentielles*.

Les hématuries des graveleux seront rarement une contre-indication de la cure hydrominérale, puisqu'elles ne se présentent le plus souvent que chez les malades atteints de calculs susceptibles de passer par les voies naturelles ; les malades devront toutefois être l'objet d'une surveillance spéciale et si les hématuries devenaient par trop abondantes, la cure hydrominérale serait interrompue pour recourir à la néphrotomie, même si la radiographie était négative.

Les calculs, après avoir franchi l'orifice supérieur de l'urétère, s'y arrêtent rarement, à moins d'atteindre un gros volume, ce que permettra d'apprécier l'examen radiographique, de présenter dans quelques points de son trajet et principalement au réseau de son abouchement dans la vessie un rétrécissement ; dans ce cas la cure hydrominérale aurait pour conséquence de dilater outre mesure l'urétère et le bassinet et de provoquer des accidents d'hydronéphrose.

Les calculs, une fois dans la vessie, sont, soit expulsés naturellement, ce qui est le cas le plus fréquent, ou bien par suite de modification de la vessie, causée par une prostate hypertrophiée, y séjournent, grossissent et, suivant le volume et la dureté du calcul, seront enlevés par la lithotritie ou la taille.

Plus rarement, par suite de rétrécissement uréthral ou de gros volume du calcul ou de calcul irrégulier, celui-ci s'arrêtera dans le canal, plus souvent au niveau de la région prostatique, dans la région bulbaire ou près de l'orifice du méat.

Est-il dans la région prostatique, on essaiera de le repousser dans la vessie par une bougie olivaire.

Siège-t-il dans une autre partie, on tentera, s'il n'y a pas de rétrécissement uréthral, de le saisir avec les nombreuses pinces ou curettes qui ont été inventées dans ce but et qui échouent le plus souvent, ou bien, ce qui a le plus de chance de succès et m'a réussi dans tous les cas que j'ai observés, on passera dans le canal une bougie filiforme qu'on laissera à demeure pendant quelques heures. L'urine passera le long de la bougie et, à la suite d'un effort assez grand, d'une contraction brusque de la vessie, le malade verra sortir avec la bougie son calcul, même s'il est gros et irrégulier.

L'incision externe du canal sur le calcul est très rarement indiquée.

Si le canal uréthral est rétréci, on pratiquera l'uréthrotomie, qui sera suivie de l'expulsion du calcul, soit avant ou après la dilatation consécutive.

Je viens de vous indiquer le trajet suivi par les calculs et le traitement médical ou chirurgical qui devait être institué pour en favoriser la sortie. Permettez-moi maintenant de vous présenter quelques échantillons de calculs expulsés pendant ou après la cure de Contrexéville. Je dois ajouter que ces calculs ne déterminent pas toujours des coliques néphrétiques pendant la cure, que ces coliques néphrétiques sont moins fortes, d'une durée moindre, et que les calculs sont expulsés très souvent après la cure, lorsque le malade a pris un peu de repos et que les douleurs sont certainement moins vives. Il semble que les voies urinaires aient été dilatées par la cure et préparées pour leur expulsion.

Les calculs sont *uriques*, *oxaliques* ou *phosphatiques* : ceux de *cystine* ou de *xanthine* sont exceptionnels.

Les *calculs d'acide urique* et d'*urate de soude* sont de beaucoup les plus fréquemment observés. L'acide urique est rarement seul, il forme le noyau du calcul, qui est recouvert de couches successives d'urate de soude.

Les urines des graveleux uriques sont en général très colorées et, par le repos, laissent un dépôt floconneux jaunâtre ou rouge brique, constitué par des cristaux d'acide urique. Ceux-ci affectent la forme rhomboïdale ; ils sont colorés, d'une transparence très grande et de dimensions variables, sont fusiformes, losangiques, mélangés à de courts cylindres en forme de tonneau et se présentent quelquefois sous forme de rosaces.

L'*urate de soude*, qui est soit seul, soit associé avec l'acide urique, se voit au microscope sous la forme de granules moléculaires très fines et généralement disposées en groupe ayant l'apparence de la mousse.

Les urines contenant un excès d'urate de soude se troublent en général par le repos et le refroidissement et laissent sur les parois du vase une sorte de dépôt rosé ou rougeâtre qui y adhère.

L'acide urique et l'urate de soude s'éliminent sous forme de sable très fin, rouge vif ou jaunâtre, comparable à de la poussière ou, devenant plus gros, rappelant la graine de moutarde, de millet, les grains de plomb et finissent par former des calculs de volume et de forme variables. Tantôt ils sont arrondis comme de petits pois, allongés comme un noyau de datte, d'olive, réniformes comme un haricot ou aplatis.

Ils sont réguliers ou présentent des irrégularités, dues à leur séjour prolongé dans un point rétréci des voies urinaires : une de leurs extrémités s'est développée par suite du dépôt successif d'acide urique et d'urate de soude ; ils prennent la forme de clou. Les calculs peuvent présenter des facettes, produites par le frottement les uns contre les autres.

Les calculs uriques récidivent très rapidement et nous avons vu des malades, malgré un régime sévère, un médication appropriée, expulser des calculs presque à jet continu : ce sont de véritables *pisseurs* de calculs.

Les calculs *oxaliques* sont moins fréquents : les urines des oxaluriques sont d'une coloration ambrée plus foncée qu'à l'état normal, d'une odeur quelquefois aromatique comme de la mignonnette, d'une densité très élevée (1026 à 1034) et laissent par le repos, le refroidissement, un dépôt floconneux pris souvent pour du mucus qui est inégal, mamelonné, irrégulier, présentant des aspérités et des dépressions et constitué par des cristaux octaédriques, résultant de deux pyramides à quatre faces, réunies base à base, à aspect d'une enveloppe de lettre, quelques-uns en sablier, en haltère, ressemblant à deux reins accolés avec leurs concavités opposées et quelquefois si étroitement unis qu'ils semblent circulaires, d'autres, plus rares, ont la forme de disques aplatis et le volume de très petits globules sanguins.

Ces cristaux, en se déposant, peuvent former une sorte de sable blanc, brillant, ou légèrement noirâtre ou brunâtre qui est très rare; en s'agglomérant, ils arrivent à constituer des calculs.

Les graviers oxaliques sont très sombres, grisâtres, bruns, parfois noirs, exceptionnellement rouges ou jaunes. Ils sont rugueux, tuberculeux, muriformes, ou arrondis, lisses, rappelant un grain de chenevis; ils présentent dans quelques cas l'aspect de la moutarde grise, de grains de plomb et sont alors éliminés en grande quantité. Quelquefois, et nous en avons observé plusieurs exemples, ils offrent la forme d'une petite lamelle de verre, tranchante et dure, qui, en déchirant les tissus, provoque des hématuries abondantes. Les gros calculs sont recouverts de petites aspérités aiguës, qui les font ressembler à un oursin, un porc-épic, ou de petites lamelles très minces, brillantes, comme du diamant, du mica. Les calculs oxaliques sont très durs. Ils sont presque toujours solitaires.

Ils se trouvent surtout chez les enfants, séjournent dans le bassinet où ils augmentent de volume, sans quelquefois manifester leur présence par aucun symptôme. Quand survient la première crise néphrétique, le calcul a déjà pris des proportions telles qu'il ne peut être expulsé naturellement et que l'intervention chirurgicale est nécessaire.

Ces calculs provoquent souvent les hématuries et récidivent rarement. Chez les enfants, ils sont très fréquents dans la classe pauvre et dans certaines contrées (Algérie, Egypte, Perse, Indes), cela tient à la mauvaise alimentation, à la mauvaise hygiène.

Chez les adultes, les calculs oxaliques sont observés surtout chez les dyspeptiques, les neurasthéniques, ils sont beaucoup plus fréquents qu'autrefois, conséquence de la vie de surmenage actuelle.

Très souvent oxalate de chaux et acide urique sont associés dans le même calcul.

Les calculs *phosphatiques* sont ordinairement constitués par des phosphates de chaux et des phosphates ammoniaco-magnésiens, avec de l'urate, de l'ammoniaque. Ils sont ou *primitifs*, ce qui est l'exception et tient à un défaut de la nutrition générale, ou *secondaires* et consécutifs à une inflammation des conduits urinaires. Les phosphates peuvent former les couches superficielles des calculs uriques ou oxaliques.

Les urines des phosphatiques sont, en général, troubles, à odeur forte, ammoniacale, alcaline, et laissent un dépôt blanchâtre qui, outre les leucocytes et les cellules épithéliales de la vessie, est constitué soit par les cristaux de *phosphates de chaux* minces, en forme d'aiguilles, se croisant à angle droit et se plaçant les uns sur les autres, ou les cristaux épais, plus ou moins cunéiformes et adhérant par leurs extrémités pointues de manière à décrire une portion de cercle plus ou moins considérable ; ou bien de cristaux de *phosphates ammoniaco-magnésiens*, à forme de prisme vertical, rhomboïdal, ayant une grande analogie avec le couvercle d'un cercueil ; avec de l'*urate d'ammoniaque* se séparant sous forme de fines molécules aux dépens desquelles se développent peu à peu de petits corps globuleux de couleur foncée, réfractant fortement la lumière, et qui plus tard se recouvrent de fines aiguilles de différentes longueurs, de manière à ressembler à une pomme épineuse.

On constate quelquefois la présence de carbonate de chaux dans la composition des calculs.

Les calculs phosphatiques peuvent atteindre un volume assez considérable, mais ils sont mous, friables, ce qui explique leur passage plus facile par les voies naturelles, et durcissent quand ils sont exposés à l'air.

Ils récidivent très souvent et très rapidement ; ils sont sous la dépendance de l'inflammation des conduits et des fermentations. Quand les calculs phosphatiques ne sont pas très volumineux, ils sont heureusement influencés par la cure hydrominérale qui, en opérant un lavage des voies urinaires, en diluant les parties molles phosphatiques et muco-purulentes les entourant, facilite leur expulsion ; mais, bien entendu, il ne faut pas qu'ils atteignent un volume trop considérable.

La *cystine* se voit rarement dans les urines ; les cas dans lesquels je l'ai constatée présentaient des urines alcalines purulentes avec des phosphates.

Au microscope, les cristaux de cystine offrent la forme de lamelles ou prismes incolores, transparentes et à six côtés le plus souvent égaux.

Les calculs de cystine sont, en général, jaunes et à structure cristalline, variant de la grosseur d'une tête d'épingle à celle d'un pois, leur aspect celui du mastic de vitrier, leur surface extérieure est chagrinée et luisante.

Il ne m'a pas été donné d'observer les calculs de *xanthine*.

CALCULS EXPULSÉS PAR LES VOIES NATURELLES
ET PROVENANT DE MA COLLECTION

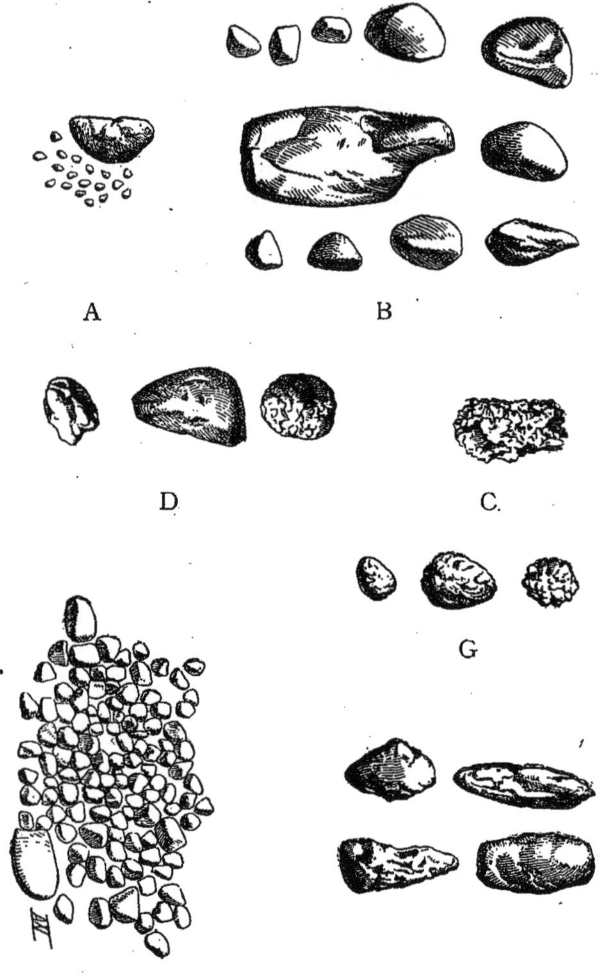

A. Phosphate de chaux ; B. phosphate de chaux et ammoniaco-magnésium; C. et G. oxalate de chaux; D. acide urique ; E. acide urique et urate de soude ; F. cystine.

Planche du *Traité des maladies des voies urinaires*, par E. Desnos et H. Minet, obligeamment prêtée par MM. O. Doin et fils, éditeurs.

www.ingramcontent.com/pod-product-compliance
Ingram Content Group UK Ltd.
Pitfield, Milton Keynes, MK11 3LW, UK
UKHW020552230726
13925UKWH00006B/2544

9 782019 240929